MÉMOIRE

SUR

L'ÉPIDÉMIE DE GRIPPE

QUI RÉGNA EN 1837

DANS LA COMMUNE DE ST-CYR

(VAR),

Par

A. N. KOŚCIAKIEWICZ,

Docteur en Médecine,
Membre de plusieurs Sociétés Savantes.

> Qui veut pratiquer la médecine avec discernement, doit avant tout tenir compte des saisons, des vents, des eaux, de la situation et de l'exposition des villes, de la nature des aliments et des boissons, des exercices et des travaux.
>
> (HIPPOCRATES, *De Aere, Locis et Aquis.*)

LYON.

IMPRIMERIE DE DUMOULIN, RONET ET SIBUET,
Quai Saint-Antoine, 33.

1840.

LYON. — DUMOULIN, RONET ET SIBUET, IMPRIMEURS,
Quai St-Antoine, 33.

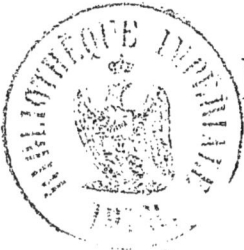

MÉMOIRE

SUR

L'ÉPIDÉMIE DE GRIPPE.

MÉMOIRE

SUR

L'ÉPIDÉMIE DE GRIPPE

QUI RÉGNA EN 1837

DANS LA COMMUNE DE ST-CYR
(VAR),

Par

A. V. KOŚCIAKIEWICZ,

Docteur en Médecine,
Membre de plusieurs Sociétés Savantes.

Qui veut pratiquer la médecine avec discernement, doit
avant tout tenir compte des saisons, des vents, des eaux, de
la situation et de l'exposition des villes, de la nature des aliments et des boissons, des exercices et des travaux.

(HIPPOCRATES, *De Aëre, Locis et Aquis.*)

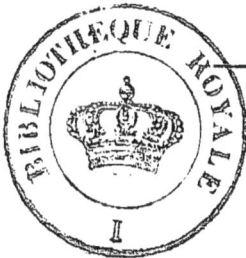

LYON.

IMPRIMERIE DE DUMOULIN, RONET ET SIBUET,
Quai Saint-Antoine, 33.

1840.

A

Mon Frère aîné

Elie-Ignace Kosciakiewicz.

———

Malgré dix années qui viennent de s'écouler depuis que nous nous sommes vus pour la dernière fois.... malgré une distance bien grande qui nous sépare... Frère unique, crois-le, mon cœur bat toujours pour toi!... mes larmes et mes pensées se confondent avec les tiennes!... Le doux souvenir de notre enfance, passée sous la vigilance soucieuse de nos bons parents, que la mort atroce nous a ravis trop tôt!... me rappelle ces temps heureux où tu fus mon premier maître... ces temps, où au sein d'une famille chérie, insouciant sur mon avenir, ayant peu de besoins et désirant encore moins, je respirais le bonheur et la tranquillité!!! Hélas, ces moments heureux sont passés plus vite que les eaux rapides de la mélancolique Vistule!.. Et il ne me reste de ces rêves magiques, qu'un exil et une triste réalité... et d'une famille nombreuse, qu'un seul frère que je ne puis plus voir!!!.

A Kosciakiewicz

MÉMOIRE

SUR

L'ÉPIDÉMIE DE GRIPPE

QUI RÉGNA EN 1837

DANS LA COMMUNE DE ST-CYR (VAR).

———————

Lorsqu'en mil huit cent trente-cinq je commençai ma pratique médicale, je fus appelé par le Gouvernement à donner mes soins aux malheureuses victimes du fléau asiatique qui sévissait alors avec intensité dans le Languedoc, dont il enlevait par milliers la population. Plus tard le hasard me désigna pour soulager les habitants de la commune de St-Cyr, dans l'épidémie de grippe, qui, en mil huit cent trente-sept, exerça ses ravages dans la pittoresque Provence.

Les prémices sont toujours trop chères pour qu'on ne se plaise pas à leur consacrer quelques instants de loisirs ; pour que l'on n'aime pas à reporter ses souvenirs sur les embarras qu'on a éprouvés au milieu d'opinions médicales si contradictoires... comme sur les succès et les revers qu'on a essuyés dans le traitement que l'on a adopté dans différentes maladies.

Obligé de parcourir jour et nuit un vaste territoire, pour porter des secours aux pauvres

1

souffrants , souvent le temps et la réflexion m'ont manqué, pour analyser des faits qui se présentaient en foule devant mes yeux. J'ai tâché cependant de sacrifier quelques moments libres pour prendre des notes sur les principaux cas qui ont dû s'offrir à mon observation.

Parmi les affections diverses que j'ai été appelé à traiter pendant deux ans et demi de pratique à St-Cyr, ou dans les communes circonvoisines, comme : Bandol, le Beausset, la Cadière, le Castellet, Signes, la Ciotat, etc., vaste champ d'exercice et de méditation pour un médecin observateur, la grippe a surtout fixé mon attention, soit qu'elle ait été une des premières maladies par laquelle j'ai débuté dans ma pratique à St-Cyr, soit que je l'aie vue traitée malheureusement par la méthode antiphlogistique, traitement pernicieux,... suivi néanmoins avec un entêtement inouï, même par les praticiens distingués de ces contrées.

Tant de victimes d'une part,... tant d'heureux succès de l'autre, que je puis me flatter d'avoir obtenus, en suivant une méthode curative toute particulière, m'ont suggéré l'idée d'écrire ces quelques mots sur l'affection dont il s'agit. Mais avant d'en venir là, je vais, à l'exemple du père de la médecine, tracer brièvement la nature et le climat du sol où j'exerçais mon art, ainsi que les mœurs et les maladies des habitants qui ont été soumis à mes réflexions.

La commune de St-Cyr est située à l'ouest et
aux confins du département du Var, sous 43°
15' de latitude septentrionale, et 3° 20' de lon-
gitudeest du méridien de Paris ; sa population de deux mille âmes, répandue dans de
belles et riches campagnes, dispersées çà et là
sur les bords de la Méditerranée, occupe un
vaste territoire d'au moins deux lieues de cir-
conférence, borné à l'est par la Cadière et le
Castellet, à l'ouest par la Ciotat, au nord par
Ceyreste et Cuges, au sud-est par Bandol, et par
la Méditerranée au midi.

Une partie de la commune, surtout celle qui
se trouve placée entre le village et les Beaumelles,
est assise sur les ruines de l'ancienne Tarente
(Tarentum), comme on le remarque sur quelques cartes géographiques et par les traces exis-
tantes encore aujourd'hui ; c'est pourquoi je
crois qu'il aurait beaucoup mieux valu lui con-
server son ancien nom, que de le faire changer
contre celui de St-Cyr, nom qui n'a aucun souvenir historique, tandis que la ville de Tarentum,
port de mer, fondée par une colonie de Phocéens,
était déjà connue du temps des Romains par son
commerce avec Marseille.

On ne sait pas bien à quoi il faut attribuer la
cause de la destruction complète de cette floris-
sante ville ; toutefois il est à présumer que ce
fut l'éruption de quelque volcan dont on ne
trouve cependant aucun vestige, ou plutôt un

tremblement de terre qui l'a fait engloutir dans les abîmes profonds de la Méditerranée. On ne se rappelle non plus l'époque à laquelle cette calamité est arrivée; les écrivains de la Provence n'en font pas mention dans leurs ouvrages descriptifs de cette province.

Non loin des Beaumelles, sur les bords de la mer, on aperçoit des espaces quadrilatères, bâtis en pierre, désignant la place des habitations; des murs d'une épaisseur extraordinaire feraient croire qu'ils servaient de base aux édifices publics ou à des remparts de la ville, du côté nord-est. On voit également des conduits, des aqueducs romains, des catacombes où il y a quelques années seulement, on a trouvé des momies, des vases, des monnaies anciennes et des mosaïques d'une rare beauté. Partout où a passé ce grand peuple républicain, partout il a laissé des traces ineffaçables de son industrie et de sa gloire!... Hélas, il n'existe aujourd'hui de tout cela qu'un faible souvenir!... L'Italien dévot et esclave n'est plus ce fier plébéien romain, qui, du *Mons Sacrum*, dictait des lois aux patriciens... qui du *Capitolium* gouvernait l'Univers!!! ce peuple dont les cohortes invincibles ont conquis tous les pays, depuis l'Espagne jusqu'à l'Asie-Mineure, depuis Carthage jusqu'à l'Angleterre... Partout ses proconsuls commandaient en maîtres au nom du sénat et du peuple romain... Mais le luxe, la licence, l'ambition, la discorde, les

ont subjugués à leur tour, et ont démoli dans
peu de temps ce qu'élevèrent les vertus civiques
pendant plusieurs siècles... Où sont ces libéra-
teurs du peuple, ces farouches Brutus ?... Où est
le père de la patrie, ce grand Pompée ?... Où est-
il le défenseur de la vertu , ce sévère Cato ?...
Ils ne sont plus !... Ils sont morts, et avec eux le
grand empire... C'est ainsi que périssent les
choses d'ici-bas... C'est ainsi qu'a subi leur sort
la ville de Tarentum...

Le village de St-Cyr est bâti dans une très-jolie
et fertile plaine, à dix minutes de la mer; on voit
à l'ouest une chaîne de montagnes appelée Conet,
qui se dirige vers le nord, pour former celle de
la Croix de Malte en aboutissant à la Ste-Baume,
où la tradition et les poètes chrétiens pré-
tendent que la grande pécheresse Marie-Magde-
leine vint pleurer et expier ses fautes. Ces lieux
encore aujourd'hui sont fréquemment visités par
un grand nombre de curieux, par des dévots, et
par des pélerins de différents pays. Les montagnes de la Ste-Baume se prolongent du nord à
l'est, forment la montagne de Ceut-Blanc; plus
loin on voit le sommet de la Bretagne. En allant
du midi à l'est du village depuis la mer, on
aperçoit de droite à gauche les montagnes Gach ,
celles de Beaumelles , ensuite celle de St-Jean ,
qui est presque à l'est, puis celle de Piebarnon.
Il n'y a donc que le côté méridional qui soit
totalement découvert et offre à l'œil une pers-

pective délicieuse, ainsi que la plaine du nord.

La commune de St-Cyr étant située à peu près sous la même latitude que Toulon, offre le même climat que cette dernière ville, dont la douceur se rapproche de celui d'Italie. Les froids les plus intenses n'y durent qu'une quinzaine de jours au mois de janvier, et n'atteignent pas 3 degrés au-dessous de zéro du thermomètre de Réaumur; il faut par conséquent de rigoureux hivers pour que la neige y reste quatre ou cinq jours; mais cela n'arrive que très-rarement, et les années de la sorte se comptent par les anciens du pays. Les plus fortes chaleurs s'y élèvent à 28 degrés du même thermomètre. Ordinairement la température y est douce et égale, les changements d'air y sont moins brusques qu'à Marseille, Avignon et Montpellier; je cite ces villes, les croyant mieux connues du lecteur.

Les vents qui règnent dans le pays sont: le vent d'est qui se fait sentir une partie du printemps, durant le courant de l'été, et au commencement de l'automne; le vent du nord-ouest, appelé mistral, y est intense pendant l'autre moitié de l'automne; il augmente souvent en hiver, et persiste jusqu'au printemps.

La pluie y est assez fréquente en hiver; aussi dans cette saison la température est-elle humide et froide. Durant l'automne, l'hiver et le commencement du printemps, l'horizon est souvent couvert de nuages; c'est ce qui favorise beaucoup le développement des affections catarrhales et rhumatismales qui y règnent presque endémiquement. L'évaporisation continuelle qui se fait à la surface des eaux maritimes, jointe à un vent froid, entretient ces maladies.

Outre les affections que l'on rencontre dans les climats plus ou moins rapprochés de celui du midi, qui règnent sous la dépendance de telle ou telle autre constitution atmosphérique et médicale, on y voit encore les inflammations du cerveau, de la poitrine, du bas-ventre, compliquées de symptômes typhoïdes assez fréquemment. On peut attribuer la cause de cette fâcheuse complication à une chaleur excessivement forte, qui dure pendant plusieurs mois consécutifs dans la saison chaude, aussi bien qu'aux intempérances et aux excès de tout genre que l'on se plaît à commettre dans les pays méridionaux. Mais c'est surtout les névroses qui y dominent ; les affections hypochondriaques et mélancoliques, chez les hommes ; l'hystérie et la nymphomanie, chez les femmes ; l'épilepsie et la folie chez les deux sexes. Les névroses, dis-je, non-seulement s'observent à tout instant, mais encore on les voit faire la complication des autres maladies, dont elles sont souvent l'élément, comme l'enseigne le savant professeur de Montpellier, M. Victor Broussonet.

La constitution forte et robuste, le tempérament nervoso-sanguin qui prédomine chez la

majeure partie des habitants, obligent souvent
d'avoir recours aux émissions sanguines et aux
légers antispasmodiques, dans la plupart des
maladies aiguës dont ils sont atteints; et cette
médication à elle seule suffit ordinairement pour
la guérison d'une infinité de malades. Mais si
dans la grippe les antiphlogistiques employés
par mes confrères ont été pernicieux, cela tenait
à sa nature catarrhale et non pas inflammatoire,
comme ils ont cru voir.

Une stature élevée, une peau colorée blanche,
tirant quelque peu sur le brun, des cheveux
châtains foncés, des yeux noirs pleins d'expres-
sion, caractérisent le peuple de St-Cyr. Ce pays
contient beaucoup de jolies femmes, dont le
costume campagnard qui se rapproche pourtant
de celui de la ville, a quelque chose de coquet
même, dans sa simplicité.

Les St-Cyriens passent dans leurs environs
pour de bons vivants, des gens qui savent jouir
de la vie... Ils pratiquent réellement les principes
d'Épicure... Ils sont en général bons, hospi-
taliers, gais, spirituels, et beaucoup plus paci-
fiques que leurs voisins.

La civilisation, malgré la proximité des deux
villes les plus populeuses et les plus industrielles
de la Provence, Marseille et Toulon, y est encore
au berceau; disons cependant qu'elle y est plus
avancée que dans plusieurs localités de l'intérieur
de la France. La ruse sert d'instruction aux

habitants de ces pays; aussi inconstants dans leur amitié, qu'ils sont prompts à la prodiguer d'abord, ils affectionnent beaucoup la nouveauté et la variété; mais leurs sensations vives sont de courte durée; ressemblant par la force au bruit d'un orage, elles passent plus vite qu'un éclair du tonnerre; au reste l'inconstance et la frivolité sont innées dans le caractère des habitants du midi.

L'opinion politique, non seulement de la majorité, mais il faut dire, de tous, est rétrograde et arriérée. La plupart des habitants s'adonnent aux travaux pénibles de la terre, à la culture du blé, des oliviers et de la vigne; une partie seulement, et encore bien peu nombreuse, se livre à la pêche. Aucune industrie n'existe dans ce pays; tout y est à faire pour le rendre plus populeux et plus riche, quoiqu'à vrai dire, la beauté du ciel et la fertilité du sol procurent un bien-être général; et il n'y a pas peut-être un seul pays dans la Provence, où le pauvre puisse vivre mieux à son aise. On a même lieu de s'étonner de la bonne chère que font les paysans, puisqu'il y a non seulement des villages mais encore des villes où l'on ne mange pas autant de bœufs, de moutons, de volaille, de gibier et de bons poissons, qu'à St-Cyr. On y trouve aussi d'excellents fruits en tous genres, surtout de bons raisins muscats, des abricots, des pêches, des figues, des grenades, des amandes, des cerises,

des poires, des pommes, des prunes, des noi-
settes, des pastèques, des melons, des fraises,
même des citrons et des oranges.

Les eaux du pays sont très-bonnes ; il y a une
fontaine au milieu du village, qui fournit une
eau claire, limpide, d'une fraîcheur extraordinaire, surtout en été. Son analyse offre du sous-
carbonate de fer et quelques sels calcaires, tout
cela en si petite quantité, qu'il est impossible de
s'en apercevoir au goût. Le fer en état rudimen-
taire, ou plutôt quelques vestiges, quelques strics
de fer s'y rencontrent par-ci par-là dans les montagnes voisines, mais principalement dans celles
qui se trouvent sur le passage au Port-d'Allon.

La base du terrain de la contrée tout entière est
calcaire ; les montagnes noires et stériles qui
entourent le village sont hérissées de la pierre de
ce genre. La couche supérieure des plaines est
couverte d'un limon maritime, de divers débris
fossiles, de sables granitiques; on n'y voit presque
point de quartz ni de silex. Dans la montagne des
Beaumelles se trouve une mine de plâtre (sulfate
de chaux); M. Gairoard Rampal, propriétaire de
ces localités et un de nos amis, en fait une
exploitation considérable et un commerce très-
lucratif.

St-Cyr, à cause de sa proximité de la Méditerranée, de ses coteaux vraiment pittoresques, est
beaucoup fréquenté dans la saison d'été, soit par
les personnes du voisinage qui cherchent leur

plaisirs et l'agrément, soit par les personnes
atteintes de maladies chroniques qui y viennent
de bien loin pour prendre des bains de mer,
ou ceux de sable, dont l'efficacité nous a paru
maintefois hors de doute dans les affections
rhumatismales.

Flore qui étend son brillant règne dans les
pays méridionaux, n'a rien oublié pour embellir
ce séjour bienheureux ; des milliers de fleurs,
plus éclatantes les unes que les autres, embau-
ment l'air dans la belle saison. Il serait trop
long, si l'on voulait donner le catalogue de
toutes les plantes que l'on y rencontre ; je me
bornerai seulement à citer ici quelques-
unes de celles qui sont le plus connues dans la
médecine, renvoyant le lecteur pour la connais-
sance des autres, à divers ouvrages de bota-
nique, où il pourra satisfaire pleinement sa
curiosité.

Tout autour de vous et aussi loin que porte
votre vue, vous n'apercevez que de la verdure
éternelle : les rochers qui soulèvent à peine
leurs têtes au-dessus des eaux maritimes, sont
couverts d'algues, de conferves et de mousses.
Le penchant des montagnes qui avoisinent, est
garni de pins maritimes, de sapins, de genévriers,
de chênes et de peupliers noirs. Aux bords des
ruisseaux qui vont marier leurs eaux limpides
avec celles de la mer, on voit quelques groupes de
saules pleureurs, quelques bosquets de lauriers,

et de toujours verdoyants cyprès, où la plaintive tourterelle et le mélodieux rossignol viennent exprimer naïvement leurs sentiments d'amour.

Par une belle nuit du mois de mai, à la clarté de la lune, fixez-vous sur le sommet d'un rocher des Beaumelles, là où les tumultueuses vagues de la mer irritée viennent se briser avec fracas contre les bords escarpés ; jetez un regard autour de vous... quel spectacle majestueux vous impose la grandeur de la nature ?... La sérénité du ciel peint l'ame d'un homme vertueux ;... les vagues turbulentes, celle d'un ambitieux.... Derrière vous un léger murmure des zéphirs qui caressent doucement les fleurs et le feuillage, semble vous dire : c'est ici le séjour de l'innocence,... de l'amour,... et du bonheur suprême... Sous vos pieds est un précipice,... c'est la fin de vos folles rêveries.

La plaine de St-Cyr présente des forêts clairsemées d'oliviers, entrecoupées par le blé, les vignes et les arbres fruitiers.

Les graminées, qui sont des plébéiens suivant l'ingénieuse allégorie du grand Linnée, sont ici comme partout ailleurs en abondance; la médecine s'en est appropriée un grand nombre tels que : le chiendent, la canne de Provence *(arundo donax)*, l'orge, l'avoine, etc. Les autres familles n'en offrent pas moins de très-jolis échantillons, comme : le colchique d'automne, les asperges, le petit houx, les lys blanc, l'iris de Florence, l'ail, l'ognon, le safran, le bois gentil (*daphné mezereum*), l'oseille, la patience sauvage, la globulaire, la gratiole, le lierre-terrestre, la digitale pourprée, le romarin, la sauge, le marube blanc, la germandrée, la menthe crépue, l'hysope, la lavande, le thym, l'origan, la mélisse, le cynoglosse, la bourrache, la belladonne, la jusquiame, la stramoine, la centaurée, la pyrèthre, la millefeuilles, le bouillon-blanc, l'absinthe, l'armoise (*arthemisia vulgaris*) : remède spécifique de bonnes femmes contre les maladies nerveuses, dont presque tout le monde se croit être atteint dans ce pays. La tanaisie, la matricaire, le souci des champs, l'arnica, l'aunée commune, le tussilage, la laitue vireuse et cultivée, la chicorée sauvage, la scabieuse, la valériane sauvage, le sureau, la ciguë, l'angélique, le cerfeuil, la coriandre, l'anis, la pivoine, l'aconit napel, le coquelicot, la fumeterre, la moutarde, le cochléaria, le trèfle d'eau, le geranium, l'althea officin., la mauve, le tilleul, la violette, la rhue, la saponaire, le lin, l'œillet, le fraisier, la tormentille, le rosier commun, le coignassier, l'arrête-bœuf, le mélilot, l'astragale, différentes espèces d'euphorbes, le buis, le concombre sauvage (*momordica elaterium*), le mûrier, la parietaire, le houblon, et plusieurs autres plantes et arbustes plus ou moins importants parsèment les champs, les jardins, les vallons et les montagnes de Saint-Cyr.

C'est ici que je termine la courte description du pays qui m'a su charmer pendant assez longtemps et adoucir les souffrances de mon exil ;... pays où je puis me féliciter d'avoir laissé de doux souvenirs et de nombreux amis, dont les noms et les sentiments affectueux ne s'effaceront jamais de mon cœur ni de ma mémoire !!!

Toutefois je ne puis finir cette narration sans exprimer un regret profond de ne pouvoir pas donner, au lieu de ces détails fastidieux et superflus que tout le monde pourrait faire et faire encore mieux, une table analytique des constitutions atmosphériques et médicales qui ont précédé et accompagné l'épidémie, comme le demanderait ce genre de travail. Tout ce que je puis dire, c'est que, dans l'été de 1836, il a fait de fortes chaleurs qui se sont prolongées bien loin jusqu'en automne; après cela, dans les mois de décembre et de janvier 1837, il a fait des froids intenses, survenus tout d'un coup; la neige couvrit la terre et y resta assez long-temps; vint ensuite un changement de température non seulement très-variable, mais encore très-froid et humide, ce qui contribua sans aucun doute au développement de l'épidémie, comme nous le verrons dans la suite de ce travail.

Grippe, baraquette, petite poste, petit courieux, cocote, follette, coquette, grande, générale influenza, grippette, catharrus epidemicus, tels sont les noms que l'on a imposés à une affection catarrhale qui règne épidémiquement dans les temps froids et humides, et qui se caractérise par une fièvre continue, augmentant vers le soir, accompagnée d'une courbature générale, d'un coryza intense, jointe quelquefois à une pleurésie ou pneumonie. Cette affection est encore connue sous le nom de fièvre catarrhale épidémique de nature particulière, offrant un caractère propre, que modifient les pays et les années où on l'observe, de même que diverses autres circonstances accessoires qu'il serait superflu d'énumérer ici.

HISTOIRE SUCCINCTE.

Depuis très-long-temps on a observé cette maladie en Europe, où elle a paru dans différentes provinces et à différentes époques. Cependant ce n'est que vers le XVIᵉ siècle que l'on en trouve la description. En 1510, Schenkius nous annonce qu'elle a été regardée par les médecins du jour comme une maladie nouvelle. En 1557, Rivière nous a transmis la description d'une affection semblable qui régna avec intensité très-grande et qui fit de nombreuses victimes : cette épidémie reparut en 1574. Saillant, dans son recueil d'épidémies catarrhales, nous parle d'une maladie qui, en 1580, se manifestant avec les symptômes qui caractérisent l'affection en question, parcourut l'Europe entière. Sennert et Forestus en font mention dans leurs écrits. L'épidémie de 1650,

décrite par Willis, ne laisse aucun doute sur
l'existence et la nature de cette maladie. Ettmül-
ler et Sydenham disent l'avoir observée vers la fin
de septembre en 1676. Loëw nous a décrit l'épidémie catarrhale de 1729, qui régna dans toute
l'Europe et qui fut meurtrière surtout dans les
grandes villes ; elle sévit de préférence à Paris et
encore plus à Londres, où, d'après le même au-
teur, il mourut plus de monde que pendant la
peste de 1665. Elle exista épidémiquement à
Édimbourg depuis le 17 septembre 1732 jusqu'à
la fin de janvier 1733, reparut en 1734-35-36-37,
parcourut tous les États de l'Europe, et exerça
surtout ses ravages en Silésie ; puis elle passa en
Amérique. Sauvages et Huxham nous ont laissé
la description de la grippe de 1743. En 1772, on
la voit de nouveau enlever par milliers la population de Londres ; elle reparaît en 1775-79-80.
L'an 11 de la république française (1803) on l'ob-
serva à Paris. En 1824, 1833, elle se montra
dans plusieurs villes de l'Europe. C'est de celle
de 1837 que nous nous proposons de parler dans
la suite ; nous ferons également mention, à la fin,
de celle qui a régné cette année-ci dans diverses
localités.

ÉTIOLOGIE.

D'après les observations recueillies sur cette
maladie pendant ses apparitions à différentes
époques, il paraîtrait que les causes qui lui don-

nënt naissance dépendraient uniquement des vicissitudes atmosphériques. Après les chaleurs excessivement fortes, avons-nous dit plus haut, qui durèrent pendant l'été et l'automne, il survint un changement de température rapide : l'horizon fut couvert de nuages et de brouillards épais; la neige, qui tomba jusque dans les pays méridionaux, resta assez long-temps, et en se fondant elle occasionna un froid humide.

L'homme obligé d'être continuellement en guerre contre les agents extérieurs qui tendent à l'anéantir à tout instant, non seulement ne peut pas exécuter librement ses fonctions, mais encore, une fois que les forces conservatrices sont vaincues par les forces supérieures, les fonctions prennent des voies insolites dans leur exercice, ce qui les fait rentrer alors dans le domaine de la pathologie. Aussi voit-on la transpiration cutanée insensible s'écarter de l'ordre et se faire à l'intérieur par la surface de toutes les muqueuses en général et gastro-pulmonaire en particulier, ou s'arrêter presque complètement. Or, Sanctorius, cet observateur le plus rigoureux qui ait jamais paru sur la terre, Sanctorius, dis-je, qui a passé dans la balance sa vie tout entière à peser minutieusement toutes les excrétions et les sécrétions qu'il rendait, prétend que sur huit livres d'aliments pris, il s'en dissipe cinq par la transpiration insensible; ce qui fait concevoir combien l'économie animale est dérangée, lorsque

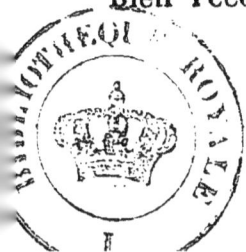

2

cette importante fonction est arrêtée par un air froid et humide qui rétrécit les pores (1).

Une modification générale de l'atmosphère, imprégnée d'après nous d'un principe *sui generis*, qui étant facilement absorbé, influe sur la viciation des humeurs, nous paraît être la cause principale et unique de cette épidémie; car la suspension de la transpiration cutanée insensible peut arriver toutes les fois que l'on se refroidit, sans que pour cela on soit atteint de la grippe : il faut donc absolument admettre un principe *sui generis* grippique, qui est la cause de cette épidémie et qui n'est pas capable de se produire que pendant des changements brusques de la température dans la saison froide. Quant aux autres causes dont nous allons parler, elles ne sont que prédisposantes, ce sont : l'habitation humide, des pays situés aux bords de la mer, des lacs, des fleuves, des rivières, des endroits bas, marécageux et malsains. Toutes ces causes sans aucun doute favorisent puissamment le développement de cette maladie. Il en est de même de l'âge tendre et de la vieillesse, du sexe féminin du tempérament lymphatique (quoique à vrai dire l'épidémie n'épargnait ni âge, ni sexe, ni d'autres tempéraments, pas plus que celui-ci), d'une vie molle et sédentaire, des excès de tout genre. Une constitution affaiblie par les maladies antécédentes et surtout celle de la poitrine, une

(1) Lafaye, Principes de chirurgie, pag. 8.

constitution catarrhale de l'individu d'après
Hufeland (1); les affections tristes et mélancoliques qui épuisent le système nerveux; un
régime relâchant, malsain, insuffisant; enfin, le
manque des choses indispensables à la vie, celui
par exemple de vêtements nécessaires pour se
garantir du froid, pour maintenir une tempéra-
rature douce et égale sur tout le corps, etc., sont
autant de causes prédisposantes de la grippe,
lorsqu'elle règne épidémiquement. Ajoutons que
les personnes qui, par nécessité ou par goût, tra-
vaillent en plein air, celles qui sont obligées
de se mouiller souvent et même de rester dans
l'eau, sont bien plus sujettes que les autres à
contracter la maladie. En terminant l'énumé-
ration des causes, répétons avec Virgile :

Felix qui potuit rerum cognoscere causas !...

Car qui pourra nous dire les véritables causes de
toutes les épidémies? celles du choléra-morbus
asiatique, de la fièvre jaune, du typhus, de la
peste? Je sais qu'elles ne manquent pas dans nos
ouvrages classiques, où elles sont exposées avec
une élégance de style et un ordre admirable;
mais sont-elles bien réelles?... j'en doute... De
tout ce que nous savons sur les épidémies, c'est
qu'elles sont toutes produites par un virus particulier *sui generis*; mais de quelle nature est ce
virus? comment agit-il? nous l'ignorons complè-

(1) Enchiridion medicum, par C. G. Hufeland, tr. par Jourdan, p. 8.

tement, malgré les hypothèses plus ou moins ingénieuses.

On peut diviser les symptômes de la grippe en trois périodes bien distinctes; nous rangerons dans la première ceux que les auteurs ont l'habitude de comprendre sous le nom de prodromes. Bien que cette classification ne nous appartienne pas en propre, puisque M. Dubois d'Amiens a établi des divisions semblables dans son Traité de Pathologie générale, nous adopterons néanmoins cette méthode pour la maladie qui nous occupe. Nous avons fait deux autres périodes, non seulement pour aider dans l'étude de l'affection, mais encore pour en faciliter la thérapeutique; car, suivant la période, nous avons modifié le traitement.

Première période.

Sous l'influence d'une constitution atmosphérique toute particulière, favorisée par les causes mentionnées ci-dessus, on voyait plusieurs individus pris à la fois d'un malaise général, d'une sensibilité extrême au froid, éprouvant des frissons passagers, suivis de douleurs vagues qui parcouraient tout le corps et se faisaient sentir davantage à l'épine dorsale et dans les membres.

Quelquefois un simple sentiment de lassitude remplaçait la douleur. Venaient ensuite un état d'inquiétude, de tristesse et de morosité sans cause connue, de la céphalalgie sus-orbitaire, des douleurs intenses aux tempes, du trouble et du larmoiement aux yeux, de la pesanteur et comme de l'engorgement aux paupières. Les narines, d'abord sèches et gonflées, laissaient écouler une humeur limpide, âcre, qui les excoriait ; cette sérosité par la suite devenait peu à peu épaisse, jaune ou verdâtre, et perdait de sa qualité irritante. Un éternuement fréquemment répété, une petite toux sèche, continue et opiniâtre saisissait les uns dès le premier jour, les autres le second seulement. Une légère accélération dans le pouls, une sécheresse sur les points de la membrane muqueuse, qui devaient être principalement affectés, annonçaient l'invasion de la maladie. Le plus souvent on n'attachait aucune importance à ces symptômes, et tout en se garantissant mieux du froid on continuait à vaquer à ses affaires ; d'autres fois au contraire la maladie se développait avec une intensité si grande, qu'elle obligeait de s'aliter.

Deuxième période.

Aux symptômes énoncés plus haut, qui persistaient avec opiniâtreté, venaient se joindre une douleur de tête très-violente, du bruit, du bourdonnement, du sifflement dans les oreilles, de l'inflammation et du gonflement dans les yeux, leur sensibilité plus grande à la lumière, un enrouement très-fort, une vive douleur dans l'arrière-gorge, se prolongeant dans l'oreille interne, le long de la trachée-artère et de l'œsophage, ce qui occasionnait de la gêne dans la déglutition et la respiration. La voix changeait de timbre, elle devenait rauque; la toux forte et sonore était quelquefois presque continue, d'autres fois elle venait par accès de quinte. La langue, couverte d'un enduit blanchâtre, n'était que très-rarement un peu rouge à ses bords et à sa pointe; l'inappétence complète, et le dégoût prononcé, surtout pour les aliments tirés du règne animal. Les muscles de la poitrine semblaient être contractés; les malades se plaignaient souvent de douleurs vagues et gravitatives dans les hypochondres et vers les fausses côtes. Les urines, blanches et limpides au début de la maladie, devenaient jumenteuses et formaient au fond du vase un dépôt briqueté. Ordinairement il y avait chez tous les malades une constipation opiniâtre. Enfin, vers le soir, le pouls plein, fort, tendu, accéléré, et la chaleur âcre de la peau, annonçaient un redoublement de la fièvre, auquel succédait une rémission bien sensible vers le matin.

Troisième période.

Lorsqu'au commencement de cette période il
survenait une crise heureuse, se faisant le plus
souvent par les sueurs abondantes, d'autres fois
par les urines copieuses, et dans quelques cas
par une hémorrhagie des fosses nasales (nous
n'avons vu cette dernière crise qu'une seule
fois, sur quarante malades soumis chaque jour
à notre observation, pendant assez long-temps,)
ou bien par d'autres points de la membrane
muqueuse ; alors, tous les symptômes s'amen-
daient, disparaissaient peu à peu, et le patient
recouvrait sa santé primitive. Mais les choses
ne se passaient pas toujours aussi heureuse-
ment : souvent au milieu de circonstances im-
prévues, la maladie prenait tout d'un coup une
attitude sérieuse. Ainsi, la figure s'animait, les
yeux s'injectaient, devenaient brillants et ha-
gards ; une céphalalgie intense semblait menacer
l'individu d'une congestion cérébrale. L'inflammation du gosier gagnait de force et allait au
point d'empêcher la parole, de rendre difficile et
douloureuse la déglutition des remèdes liquides
et même de la salive. Un pouls plein, fort, accéléré, une agitation continuelle, des insomnies
pénibles, une peau sèche, âcre, une soif intense,
des hallucinations ; un léger délire intermittent
survenait quelquefois et pouvait faire craindre

pour les jours du malade. Ces symptômes exis-
taient surtout chez ceux qui furent de prime-
abord traités par la méthode antiphlogistique.
Dans ces circonstances, le sang tiré des veines
n'offrait pas de couenne inflammatoire; la sérosité, d'une couleur jaune-verdâtre, prédominait
de beaucoup sur la fibrine qui semblait être en
décomposition, et se déchirait au moindre attou-
chement. D'autres fois après les saignées plus ou
moins copieuses ou des sueurs abondantes excitées
à plusieurs reprises, il se manifesta une prostration de forces, tantôt avec une inquiétude extrême, tantôt avec une insouciance complète. L'œil
perdait de son éclat, le faciès devenait hippocra-
tique, un amaigrissement sensible de tout le corps
se voyait dans peu de jours. Le pouls quoique
fébrile était mou, se laissant facilement déprimer
sous les doigts explorateurs, ou bien il était petit,
intermittent, filiforme; l'expectoration très-dif-
ficile, et l'expiration plus rare qu'à l'ordinaire.
Lorsque la vie devait s'éteindre, toutes les sécrétions et les excrétions se suspendaient; une
sueur froide couvrait le front, un râle des ago-
nisants et des plaintes perçantes échappaient
au malade de temps à autre, annonçaient l'heure
du trépas, qui ne tardait pas à venir pour briser le dernier des liens qui l'attachait à cette
frêle existence. C'est dans cette période surtout,
lorsque la grippe se présentait avec les complications fâcheuses de la pleurésie ou de la pleuro-

pneumonie, que la maladie s'aggravait de beaucoup : ainsi une douleur au côté, fixe, pongitive,
avec difficulté de respirer, une expectoration
d'abord séreuse, qui devenait épaisse et visqueuse,
jaune et verdâtre dans la suite ; des crachats offrant des stries sanguinolentes, ou bien constitués
par du sang rouge, rutilant ; l'engorgement des
tuyaux bronchiques et des poumons. La percus-
sion rendait alors un son mat et obscur ; l'aus-
cultation faisait entendre tantôt du râle muqueux
à grosses bulles le long des bronches et de leurs
premières ramifications, tantôt du râle légère-
ment crépitant dans l'inspiration. La toux était
très-forte, accompagnée souvent d'orthopnée intense ; les urines rouges mais rares, et la constipation opiniâtre. Une fièvre forte jointe à un
assoupissement profond et un délire presque
continuel, jetaient le malade dans une prostration de forces extrême, ce qui terminait le plus
souvent ce triste tableau avec la vie des malheureuses victimes.

La marche et la durée de la maladie étaient
variables. Tantôt elle se déclarait peu à peu en
suivant régulièrement les phases que nous lui
avons assignées plus haut ; tantôt l'individu était
pris subitement, et les périodes se succédaient
les unes aux autres si rapidement, qu'elles se con-
fondaient ensemble. Chez quelques-uns la maladie se borna à un simple enrouement qui ne
dura que quelques heures, ou peu de jours, au

bout desquels on se rétablissait promptement. Le
plus souvent elle dura sept, quinze, et vingt jours;
enfin elle est allée jusqu'au trentième, lorsqu'il
y avait une complication. La grippe se déclara à
St-Cyr, le 18 février, et persista jusqu'au 28 mars.

La terminaison la plus ordinaire de la maladie
a été une guérison complète et un prompt retour
à la santé. Chez quelques-uns elle s'est terminée
d'une manière funeste ; chez d'autres elle a occa-
sionné des affections chroniques de poitrine qui
ont été également suivies de la mort. La grippe
laissa généralement après elle une prostration
des forces bien marquée, une douleur épigas-
trique avec inappétence, une toux qui dura long-
temps après le rétablissement du malade. J'ai vu,
dans quelques cas, survenir une surdité qui a été
incurable.

DIAGNOSTIC.

Le diagnostic de la grippe ne présente aucune
difficulté ; un simple examen des symptômes et
des circonstances commémoratives de l'affection
qui règne toujours épidémiquement et qui se
présente constamment avec des signes des mala-
ladies catarrhales, examen qui révélait chez l'individu une douleur se faisant sentir au gosier
dès le premier ou le second jour de l'invasion,
de la céphalalgie plus ou moins intense, un enrouement très-fort; cela, joint aux caractères dont

nous avons parlé précédemment, suffit pour ne laisser aucun doute sur la nature de la maladie.

PRONOSTIC.

On a pu voir déjà, d'après ce que nous avons dit plus haut, qu'en général le pronostic n'était pas fâcheux pour les personnes jeunes, vigoureuses, et pour celles qui n'avaient jamais eu des maladies de poitrine ; car, pour ces dernières ainsi que pour les vieillards et les enfants , comme pour les individus qui ont subi le traitement rigoureux de l'école physiologique, je veux dire ceux qui ont été saignés souvent et beaucoup, ceux-là, dis-je, n'échappaient que très-rarement à la mort, et ce n'est qu'après un temps fort long qu'ils purent se rétablir parfaitement. Les personnes chétives, d'une constitution faible et détériorée, celles dont les forces étaient épuisées, soit par les maladies antécédentes, soit par des excès quelconques, ou par des travaux pénibles, ou par la misère; celles chez qui il y avait complication d'une pleurésie ou d'une pneumonie, supportèrent moins bien l'atteinte de la maladie que les autres, et en furent souvent victimes. La grippe n'a fait que passer pour ainsi dire à St-Cyr, car malgré la quantité immense de malades qui en furent atteints, très-peu moururent, tandis qu'aux environs elle tua beaucoup de monde.

ANATOMIE PATHOLOGIQUE.

A l'ouverture des cadavres il arriva très-sou-
vent que l'on ne trouva pas des lésions anato-
miques appréciables, des signes matériels et
valables qui auraient pu suffire pour expliquer la
terminaison fatale de la maladie. Dans quelques
cas, il est vrai, les bronches et les poumons étaient
gorgés d'un liquide grisâtre, visqueux et gluant;
ce qui peut-être pouvait contribuer à la mort,
en produisant une sorte d'asphyxie, provenant
d'une inervation adynamique des forces vitales et
de l'obstruction des voies aériennes... Nous avons
attribué cette surabondance de sécrétion séreuse
à l'interruption momentanée de la transpiration
cutanée insensible, suppression occasionnée par
des changements brusques de température, sous
l'influence desquels nous avons dit que les mem-
branes muqueuses, qui ne sont que la continua-
tion de la peau, la remplacent dans ses fonctions.
Les cadavres dont les chairs molles exhalaient
nne odeur pénétrante, semblaient annoncer un
commencement de putréfaction. Cela prouverait
assez que la maladie était générale, attaquant
tous les systèmes de l'économie à la fois, et principalement les liquides qui devaient réagir puissamment sur le système nerveux et les parties
molles. Car, quoique l'on ait pu trouver de légères traces d'une irritation dans la muqueuse

du gosier, des voies aériennes, il ne faut pas
cependant regarder ces lésions comme cause de
la maladie, mais plutôt comme son effet. L'examen du sang tiré des veines pendant la vie, ainsi que les perquisitions anatomo-pathologiques
après la mort, n'indiquent nullement une maladie appartenant à la classe des affections inflam-
matoires. Le tube digestif, comme différents
autres organes renfermés dans les cavités pecto-
rale et abdominale, n'ont rien offert de particulier. Au reste le préjugé pernicieux aux progrès
de la science, qui ne permet pas de porter le
scalpel sur des restes inanimés, dans les petits
endroits, s'opposa à nos investigations anatomi-
ques. Tout ce que nous venons par conséquent
de dire sur ce dernier article, est plutôt dit
d'après les recherches de nos confrères que d'a-
près les nôtres, d'autant plus que nous n'avons
perdu qu'un seul malade dont l'observation se
trouve consignée ci-après.

TRAITEMENT.

C'est ici que toutes nos belles théories, toutes
nos prévisions préconçues, viennent se briser
contre l'écueil de la pratique, qui donne à notre
ignorance pédantesque le plus complet démenti.
Naturam morborum ostendunt curationes, a dit le
vénérable vieillard de Cos, dans un axiome dont
on ne peut pas méconnaître la justesse. Car peu

importe, au malheureux qui souffre, de savoir nos
discussions sur la nature et le siége de sa maladie, si nos moyens thérapeutiques ne lui appor-
tent aucun soulagement; bien plus encore s'il
est victime de nos brillants systèmes et de nos
dissensions intestines!... Gardiens de la santé et
du bonheur public!... initiés que vous êtes dans
l'art d'Esculape!... philosophes par excellence à
qui seuls il est permis de pénétrer les secrets les
plus intimes de la nature!... hommes uniques à
qui il est donné de soulever le voile qui dérobe
aux yeux des profanes d'ineffables mystères.....
jusqu'à quand persisterez-vous dans votre entêtement et l'exclusion, si contraires aux progrès
de la science et si funestes au bonheur de tous?.
Liberam profiteor medicinam, nec ab antiquis sum,
nec à novis : utrosque ubi veritatem colunt sequor,
a dit Baglivi. Ce précepte de la philosophie médicale doit être suivi de tous les médecins éclai-
rés et vraiment philanthropes !. Malheureusement
dans notre siècle la crédulité et l'aveuglement règnent encore en despotes... Loin de nous ces idées
de présomption qui caractérisent les systèmes et
les systématisants!... Nous savons nous plier aux
circonstances et faire taire notre raison devant
l'expérience et l'observation de tous les jours :
nous sacrifions notre amour-propre à l'intérêt
de l'humanité souffrante... Ainsi, quoique nous
n'ignorions pas le traitement de la grippe suivi
par nos aînés dans les épidémies antérieures,

quoique l'autocratisme des systèmes du jour nous commandât de suivre la route qu'il avait tracée d'avance, nous avons fait abnégation des idées à la mode pour revenir au traitement empirico-rationnel ; tout en ayant égard à la nature spéciale de la maladie et à ses complications, nous avons fait en partie de la médecine symptomatique, médecine tant décriée et méprisée aujourd'hui,... mais à laquelle cependant ses plus grands détracteurs, humiliés de leur impuissance, viennent souvent demander des secours et des moyens de guérison...

Pour être donc conséquent avec ce que nous avons dit sur la nature de l'affection, qui est catarrhale, il nous parût bien rationnel de faire tous nos efforts pour rétablir la transpiration cutanée insensible par l'usage des sudorifiques à l'intérieur, de favoriser leurs prompts effets par les applications chaudes en dehors, aussi bien que d'obvier à l'éréthisme nerveux et à l'inflammation légère qui s'y joignait comme son effet , au moyen des narcotiques, des antispasmodiques et des antiphlogistiques administrés cependant *parca manu*, et non pas à grande dose et coup sur coup, comme faisaient les partisans de l'école physiologique. Ainsi, dès qu'un individu présentait cette série de symptômes que nous avons décrits dans la première période, nous le faisions coucher immédiatement dans un lit chaud : aussitôt après nous lui ordonnions de prendre à

des intervalles très-rapprochés plusieurs tasses
d'une infusion chaude de thé vert avec les fleurs
de sureau que l'on édulcorait avec le miel, sirop
de capillaire ou celui de réglisse. Autour du malade chaudement couvert on élevait encore la
température par l'application de corps chauds,
tels que des roues de bois de gaïac bien échauffées
ou des cruchons de bière remplis d'eau bouillante; par la réunion de tous ces moyens on lui
procurait une transpiration abondante et salu-
taire; et par cette seule médication nous sommes
souvent parvenu à enrayer la maladie dans sa
marche dès le commencement; l'axiome qui dit
sublata causa tollitur effectus, n'a pas pu mieux
trouver qu'ici sa véritable application. Il n'est
pas besoin d'ajouter que pendant tout ce temps
le malade restait à la diète absolue; les jours suivants nous lui prescrivions un régime végétal
léger. Quelquefois nous lui permettions un peu
de vin chaud sucré, quand ses forces étaient
considérablement affaiblies par les sueurs abondantes.

Dans la deuxième période, lorsque le malade
éprouvait des nausées et qu'en même temps la
langue était enduite d'une couche sale, grise ou
jaunâtre, nous avions recours à l'émétique ou à
l'ipécacuanha, ou à ces deux substances combi-
nées ensemble, suivant le tempérament, la constitution et la vigueur de l'individu : dix-huit grains
d'ipécacuanha associés à un grain et demi de

tartre stibié, procuraient par le haut et par le bas des évacuations abondantes, ce qui imprimait à l'organisme tout entier une secousse énergique, et par cela même contribuait puissamment à la résolution de la maladie. D'autres fois, malgré une amélioration sensible, la santé cependant ne revenait que très-lentement, la toux persistait avec force; dans ce cas nous nous sommes bien trouvé, tout en laissant le malade à une diète sévère, de l'emploi des tisanes adoucissantes, béchiques, de fleurs de mauve, de tussilage, de violette et de bourrache, infusées avec une tête de pavot et édulcorées avec le sirop de capillaire, de bourrache, de réglisse ou de diacode. C'est aussi dans cette période que nous avions l'habitude de prescrire un léger laxatif. La maladie diminuant nous rendait moins sévère sur la diète; nous laissions alors la liberté de régime au malade, et son rétablissement suivait de près, en prenant seulement des précautions de convenance.

Mais dans quelques cas la grippe augmentait d'intensité en se présentant avec les symptômes que nous lui avons assignés dans la troisième période, ou bien il surgissait inopinément quelques complications du côté de la poitrine, de l'abdomen ou du cerveau. Alors pour nous, spectateurs de ces scènes malheureuses, de ces tableaux déchirants, l'expectation n'était plus permise; il fallut agir promptement et sans perdre le temps

précieux qui s'écoulait inutilement pour le malade; dans des cas pareils nous avions recours
aux saignées locales modérées, aux révulsifs ap-
pliqués sur le point douloureux ou bien aux
extrémités inférieures. Nous avons également
essayé la saignée générale sur une de nos malades d'un tempérament lymphatico-sanguin,
menacée d'une congestion cérébrale, sans avoir
retiré pour cela de très-bons effets; au contraire
sa convalescence était bien longue, et durant sa
maladie elle a passé des moments assez pénibles.
Les purgatifs tels que le calomelas, la rhubarbe,
les follicules de séné, le jalap, la manne, ont été
administrés avec plein succès dans les mêmes
circonstances. Ajoutons ici que nous n'avons jamais fait de la méthode antiphlogistique une
méthode curative spécifique, comme l'enten-
daient nos confrères; mais nous l'avons employée
seulement comme méthode accessoire ou adju-
vante à la première, c'est-à-dire aux sudorifiques
et aux purgatifs dont les effets étaient favorisés
par la diète, les adoucissants et les rafraîchis-
sants. De légers diaphorétiques comme les anti-
moniaux, la poudre de Dower, le polygala de
Virginie, la douce-amère, et des narcotiques tels
que l'extrait de jusquiame, de belladonne, l'eau
de laurier-cerise, ou le cyanure de potassium,
ont été mis en usage. Nous avons eu également à
nous louer des préparations opiacées adminis-
trées dans des loochs ou dans des juleps pour

calmer les accès de toux qui était très-opiniâtre.

Parmi un grand nombre d'observations que nous pourrions citer ici à l'appui de nos assertions, nous n'en choisirons que quelques-unes qui présentent entre elles des nuances bien tranchées et un caractère différent sous lequel la grippe se présenta à nous.

I. OBSERVATION.

Eulalie J..., âgée de 26 ans, d'un tempérament lymphatico-sanguin, éprouva un refroidissement pendant une nuit qu'elle veillait sa sœur malade. Le 18 février elle commença par accuser une céphalalgie intense, qui était plus forte dans les régions temporales; un tintement d'oreilles et une douleur vive au gosier, avec une courbature générale. Les yeux devinrent rouges et larmoyants; il se manifesta de l'enchifrenement. Ces symptômes augmentèrent le 19, où nous les vîmes bien caractérisés. Ayant en outre trouvé un pouls plein, fort, fréquent, la figure rouge et animée, les yeux brillants, les conjonctives injectées, nous jugeâmes à propos de faire une saignée de douze onces; nous mîmes le malade à la diète absolue, en lui prescrivant une infusion béchique pour la boisson, ainsi qu'un cataplasme de farine de lin au devant du cou. Dans la nuit du 19 au 20 la malade fut très-abattue; elle tomba deux fois en syncope. Le matin, malgré la saignée de la veille,

les symptômes ne s'étaient point amendés; nous
fîmes une seconde saignée de dix onces qui ne
nous offrit pas plus que la première de couenne
inflammatoire, mais dans laquelle nous consta-
tâmes une grande quantité de sérosité d'une couleur jaune verdâtre. Nous continuâmes du reste
les mêmes prescriptions : la nuit suivante la malade s'est évanouie encore plusieurs fois. Le 21 le
pouls était toujours fréquent mais mou; il y
avait un abattement des forces bien grand; j'ai
ordonné quelques tasses de bouillon de veau, à
prendre plusieurs fois dans la journée, l'infusion
de polygala de Virginie, une petite tasse de temps
à autre; les tisanes béchiques et un gargarisme
adoucissant. Le 22 la malade a un peu recouvré
ses forces, mais la fièvre, l'enrouement, la céphalalgie persistent toujours. Comme depuis
plusieurs jours elle n'était point venue à la selle,
je lui prescrivis une potion purgative composée
de manne, de rhubarbe et des follicules de séné.
La malade eut plusieurs évacuations alvines, et
la fièvre diminua sensiblement; cependant jusqu'au 10 du mois de mars elle persista avec de
légers redoublements qui duraient depuis le soir
jusqu'au milieu de la nuit. Néanmoins je dus per-
mettre quelques crêmes de riz, quelques bouillons
dégraissés, en même temps que je faisais continuer
l'usage des tisanes émollientes, du petit lait et
des loochs blancs avec le cyanure de potassium.
La malade ne quitta le lit que le 15 mars, et ce

n'est que le 24 qu'elle a pu sortir dehors, con-
servant de la toux et une faiblesse marquée qui
ne se dissipèrent qu'à la longue.

II. OBSERVATION.

Mlle Adèle J..., âgée de 16 ans, d'un tempérament éminemment lymphatique, après s'être re-
froidie le 13 mars, en retournant du village à sa
campagne, ressentit le même jour une violente
céphalalgie avec coryza, éprouva bientôt après
une vive douleur au gosier, accompagnée d'une
courbature générale. Appelé auprès d'elle le lendemain de l'invasion de la maladie, nous cons-
tatâmes en outre les symptômes suivants : une
toux fréquente, un pouls plein, fort et accéléré,
la langue couverte d'un enduit blanchâtre. La
malade fut mise à la diète; nous lui ordonnâmes
une infusion faite avec parties égales de thé vert
et de fleurs de sureau édulcorée avec du miel;
cependant elle ne transpira pas assez pour se
procurer un soulagement, passa une mauvaise
journée et ne dormit point la nuit. Le 15 au matin elle était dans le même état que la veille; j'ai
remplacé l'infusion de thé et de sureau par celle
de violette, mauve, bourrache, édulcorée avec le
sirop de diacode. Le 16, persistance de la fièvre,
constipation depuis les premiers jours de la maladie; j'ai prescrit une potion laxative huileuse,
ce qui procura plusieurs évacuations alvines et

diminua les symptômes fébriles. Le 17 et le 18 je
permis quelques légers aliments, tels que crêmes
de riz ou d'avoine et un looch blanc opiacé tous
les soirs. Le 19 la fièvre ayant totalement disparu ainsi que la céphalalgie, on a fait prendre
quelques tasses de bouillon de poulet dégraissé
et des soupes bien légères. Le 20 la malade se
leva, mais elle était encore bien faible et se plai-
gnait d'inappétence; nous lui ordonnâmes deux
petites cuillerées de sirop de rhubarbe à prendre
tous les matins; l'appétit revint peu à peu; un
reste de toux qui durait encore, disparut bientôt
après, la malade recouvra ses forces, et le 26 elle
put quitter Saint-Cyr.

III. OBSERVATION.

Mlle Philippine D., âgée de 17 ans, d'un tempérament nervoso-sanguin, revenant de visiter
une amie malade (la personne de l'observation
précédente), se plaint en rentrant chez elle de
céphalalgie, accompagnée d'une douleur au
gosier et d'une courbature générale; elle éprouvait des frissons alternatifs de chaud et de froid
avec fièvre. Appelé le 16 mars pour donner notre
avis, nous lui ordonnâmes une infusion sudori-
fique chaude, à prendre à des intervalles rapprochés. Le 17 la malade se plaignit d'avoir
passé une mauvaise nuit, et les symptômes de la
veille n'avaient rien perdu de leur force. Pres-

criptions : pédiluves sinapisés chauds , tisane béchique aromatisée avec une mixture d'oximel
scillitique et sirop de fleurs d'oranger. Le soir
nous reconnûmes une rémission assez sensible;
malgré cela la nuit fut encore bien mauvaise. Le
18, une potion laxative huileuse fut ordonnée ;
la malade vomit une partie du remède ; cependant elle alla deux fois du corps , la nuit fut par
conséquent beaucoup meilleure que les précé-
dentes. Le 19 l'état fébrile persiste encore , mais
la céphalalgie et l'affaiblissement sont moins con-
sidérables : tisanes émollientes, looch gom. lau-
dan., et quelques crêmes de riz dans la journée.
Du 20 au 21 il y eut une amélioration sensible ; au
régime précédent je laissai ajouter quelques
bouillons dégraissés. Le mieux persista les jours
suivants , et la malade qui s'était levée le 24 a pu
dans la journée du 25 partager les plaisirs de la
société des personnes qui vinrent la voir.

IV. OBSERVATION.

Lucie R. , âgée de 30 ans, d'une forte constitution, d'un tempérament sanguin bien carac-
térisé, fut prise, le 17 mars , d'une courbature
générale et de douleurs aux membres avec
céphalalgie, enrouement, douleur au gosier et
une fièvre bien prononcée. S'étant mise au lit ,
elle eut recours à nos soins. Après avoir constaté
les symptômes de l'affection , nous lui ordon-

nâmes une forte infusion de thé vert et de fleurs
de sureau édulcorée avec le miel qu'elle devait
prendre à des intervalles rapprochés, pendant
l'espace de trois heures, en même temps qu'on
lui appliquerait autour du corps des cruchons
de bière remplis d'eau bouillante. La malade
sua abondamment plusieurs heures, ce qui
l'affaiblit beaucoup; mais le lendemain matin
nous la trouvâmes tout-à-fait bien, point de
fièvre, point d'enrouement, point de douleurs,
de telle sorte qu'avec un régime adoucissant et
quelques ménagements de convenance, elle a pu
dans peu de jours retourner à ses occupations
ordinaires. Nous lui recommandâmes de prendre
l'extrait de jusquiame *fracta dosi*, pour calmer
le reste de toux, les jours suivants.

V. OBSERVATION.

M. J. Cueirel, âgé 62 ans, d'un tempérament
bilioso-nerveux, d'une haute stature, très-mai-
gre, avait supporté dans le courant de la vie,
l'atteinte de maladies nombreuses qui épuisèrent
ses forces et ruinèrent sa constitution; sujet
d'ailleurs aux affections de poitrine, il avait souvent été aux bords du tombeau. Au mois de
janvier 1837, nous-même nous pensâmes le
perdre pendant la durée d'une pleuro-pneumonie intense qu'il essuya à cette époque. Quoique nous lui eussions recommandé les ménage-

ments les plus grands, les précautions les plus
minutieuses, il ne voulut pas s'astreindre à suivre exactement nos conseils, et, dans les premiers
jours du mois mars, étant allé à Bandol où la
grippe sévissait alors avec intensité, il courut la
campagne sans s'inquiéter trop de la rigueur de
la saison et des intempéries de l'air. Quand il
rentra chez lui, des symptômes de la maladie
qui déjà s'étaient manifestés, augmentèrent d'é-
nergie, tellement qu'il fut obligé de se mettre
au lit. Nous ayant fait appeler, il nous accusa
une céphalalgie, une toux forte qui ne disconti-
nuait presque pas un seul instant, un coryza, une
douleur au gosier, un malaise, une faiblesse
générale, une inappétence et une fièvre très-
forte. Nous lui prescrivîmes des infusions sudorifiques qui ne produisirent aucun effet; le 13,
le malade se plaignit d'une douleur au côté gauche de la poitrine (au même endroit qui avait été
déjà attaqué à plusieurs reprises dans différentes
maladies antécédentes); 20 sangsues furent immédiatement appliquées sur le point douloureux,
ce qui fit perdre à la douleur beaucoup de son
intensité, sans cependant la faire disparaître totalement. Le 14, conjointement avec M. le docteur Court, praticien distingué de la Cadière,
appelé en consultation, nous ordonnâmes un
vésicatoire sur le point douloureux, et une potion
laxative huileuse; les tisanes de béchique chaudes furent continuées. Le 15, outre la persis-

tance de la douleur et de la fièvre, le sthétoscope
nous découvrit l'existence d'un râle muqueux à
grosses bulles dans les bronches, et du râle crépitant dans la totalité du poumon gauche. L'insomnie, l'abattement des forces, la difficulté de
l'expectoration et de la respiration augmentaient
de plus en plus. Le docteur Court prescrivit alors
17 sangsues dispersées sur la poitrine, deux vési-
catoires aux bras et un autre entre les épaules,
plus un looch gommeux scillitique, à prendre par
cuillerées. Le 16 et le 17, l'état du malade allait
toujours en empirant, un râle de mauvais au-
gure faisait présager une fin promptement funeste, ce qui ne tarda pas d'arriver. Le 18 mars
M. Cueirel avait cessé de vivre, laissant deux
sœurs, plusieurs parents, et de nombreux amis,
dont il sera long-temps regretté... Pour nous en
particulier, qu'il nous soit permis de rendre hom-
mage ici à l'homme sincère et dévoué, qui nous
gratifia toujours de son amitié et de sa confiance;
d'autant plus qu'il fut seul notre ami véritable
dans un pays où nous ne faisions que d'arriver.

VI. OBSERVATION.

Honorine M., âgée de 18 ans, d'un tempérament nerveux, était au lit depuis plusieurs
jours, lorsque le 26 mars on nous envoya cher-
cher pour lui donner nos soins; arrivé auprès
d'elle, nous la trouvâmes dans l'état suivant: une

fièvre caractérisée par un pouls plein, fort, accéléré, chaleur âcre de la peau, soif et céphalalgie intenses, enrouement, douleur au gosier avec une autre au côté droit de la poitrine,
gênant beaucoup la respiration et l'expectoration
qui d'ailleurs était presque nulle ; une toux fréquente accompagnait cet état. Depuis plusieurs
jours la malade n'avait pas goûté un seul instant
de sommeil ; ses urines étaient rouges et jumenteuses, et laissaient déposer au fond du vase un
sédiment briqueté. On nous apprit en outre, que
la jeune personne, avant de se mettre au lit,
avait été laver du linge par un temps humide et
froid, et que ce n'était que depuis lors qu'elle
avait ressenti les premières atteintes de la maladie. Quoique l'indisposition durât déjà depuis
plusieurs jours, nous ne craignîmes pas d'exciter
la transpiration cutanée, et à cet effet, après
avoir fait chaudement couvrir la malade, nous
lui prescrivîmes une infusion de thé vert, mais
nous n'obtînmes, en dépit de nos efforts, qu'une
sueur médiocre. Le 27, l'état de la patiente était
le même, excepté la douleur au côté qui avait
augmenté de violence. Prescriptions: diète absolue, 3o sangsues sur le point douloureux, application de cataplasmes émollients après leur chute
pour favoriser l'écoulement du sang, tisane de
mauve et de bourrache édulcorée avec le sirop
de diacode et l'oximel scillitique ; pour boisson,
julep avec acétate de morphine ; pédiluves

sinapisés, le soir. Le 28, la douleur au côté diminua de beaucoup; mais l'insomnie, l'enrouement, la difficulté d'expectorer et la fièvre
persistaient toujours; diète, boissons comme ci-
dessus, 18 grains de calomélas, à prendre le
matin en une seule fois, tisane de riz après
midi, julep calmant, et pédiluves le soir. Le
29, tous les symptômes avaient perdu de leur
force; cependant la douleur de côté n'avait pas
complètement disparu ; je fis appliquer un vésicatoire sur le point douloureux, et continuer les
autres remèdes. Le 30, il y avait une amélioration sensible, la douleur n'existait presque
plus, la respiration et l'expectoration s'exécu-
taient librement; nous fîmes entretenir le vésicatoire sept ou huit jours; nous permîmes, au reste,
de prendre quelques tasses de bouillon de veau
alternés avec des crêmes de riz. Voyant, ensuite,
notre malade en pleine voie de guérison , nous
lui fîmes nos visites moins souvent, à cause d'un
éloignement d'une lieue et demie où elle se trou-
vait (Ste-Anne, commune de Castellet), lui
recommandant de suivre exactement nos prescriptions, et de prendre de temps à autre, quelques grains de la poudre de Dower. Quand nous
la revîmes le 2 avril, nous la trouvâmes assez
bien, et le 6, nous lui permîmes de se lever, en
prenant des ménagements de précaution. Elle
s'est entièrement rétablie et jouit depuis cette
époque d'une excellente santé.

Voici tout ce que nous avions à dire sur la grippe de 1837; maintenant il ne sera pas mal à propos, je pense, que nous ajoutions quelques mots sur l'épidémie de cette année-ci, puisque nous avons eu l'occasion de l'observer de nouveau.

La grippe de 1840 s'est présentée sous la dépendance des mêmes causes; car qui ne se rappelle les chaleurs excessives, la sécheresse extrême qui a duré cinq mois consécutifs en 1839; la pluie qui est tombée durant les trois mois suivants, les journées d'été au mois de janvier et au commencement de février, puis le changement subit qui s'est opéré dans l'atmosphère? Alors le temps devint très-froid, humide et brumeux, la neige couvrit la terre dans plusieurs localités; ce qui pouvait favoriser beaucoup le développement de l'épidémie. C'est encore une courbature générale dès l'invasion de la maladie, un enrouement, une toux, une céphalalgie, une douleur au gosier et une fièvre continue, qui annonçaient son existence; mais ces symptômes n'étaient qu'à un très-faible degré, persistaient quelques jours seulement et cédaient à l'emploi simple des infusions béchiques, d'une diète légère et de quelques précautions de convenance; rarement avait-on recours à un laxatif et encore moins aux antiphlogistiques. Nous n'avons pas vu, cette fois-ci, ces complications fâcheuses de pleuro-pneumonie, ces congestions cérébrales, cette toux opiniâtre qui persistait même après le rétablissement des malades et qui souvent amenait à sa suite une phthisie pulmonaire. C'est pour cette raison sans doute que l'épidémie de cette année-ci était surnommée grippette, à cause de sa bénignité.

On voit bien d'après cela que la grippe est susceptible de présenter différentes variétés, quant à ce qui regarde son intensité et sa gravité, non seulement par rapport au sexe, au tempérament et aux complications, mais encore par rapport aux années dans lesquelles elle règne. Nous avons également remarqué, cette fois-ci, comme auparavant, que les médecins qui ont employé la méthode antiphlogistique ont essuyé des revers dans leur traitement.

Voici une observation de la dernière épidémie.

VII. OBSERVATION.

M. Edmond P..., âgé de 23 ans, d'un tempérament nerveux, étant allé à Lyon où la grippe régnait, marcha jusqu'à exciter une transpiration abondante, qui fut ensuite supprimée par un air humide et froid. A son retour du voyage il se sentit des frissons par tout le corps; le lendemain matin il éprouva une céphalalgie légère, un enrouement, une douleur au gosier, une toux et tant soit peu de fièvre. Il prit des infusions béchiques chaudes les jours suivants; il se mit au lit et transpira assez; il eut plusieurs épistaxis qui se renouvelèrent pendant tout le cours de sa maladie. Le 28 mars 1840 je fus demandé auprès de lui pour donner mes conseils. Voici l'état dans lequel je l'ai trouvé : courbature générale, une légère accélération dans le pouls, avec moiteur de la peau, céphalalgie sus-orbitaire, peu intense, augmentant cependant par intervalles, face colorée, les yeux brillants et une agitation presque continuelle ; les symptômes de la veille, que nous avons mentionnés plus haut, persistaient; il avait en outre la langue sale, couverte d'un enduit blanchâtre, quelques papilles rouges à la pointe, de l'inappétence, une soif continuelle, les urines étaient rouges, chargées ; il éprouvait une constipation depuis deux jours, l'insomnie dès le commencement. Après l'examen de ces symptômes et leur juste appréciation, nous n'avons pas balancé un seul instant à croire que nous avions encore à faire à une épidémie semblable à celle de 1837; mais comme la maladie avait déjà parcouru ses premières périodes, nous jugeâmes à propos d'ordonner une potion huileuse laxative, tisane de riz après, un cataplasme émollient au devant du cou, l'infusion béchique à continuer. Le malade est allé plusieurs fois du corps ; vers le soir il y avait un petit redoublement de fièvre, ce qui cependant ne l'empêcha de bien reposer la nuit. Le 29 les symptômes fébriles, quoique diminués de beaucoup, persistent encore; les urines sont rouges; malgré cela le malade se sent mieux. Prescriptions : bouillon de veau dégraissé, tisanes béchiques, applications émollientes, bains de pieds sinapisés le soir. La nuit du 29 au 30 fut parfaitement tranquille; il dormit d'un profond sommeil; la fièvre disparut presque entièrement; tous les symptômes diminuèrent d'intensité : crèmes de riz, bouillons dégraissés lui sont permis; il passe bien la journée et la nuit suivante, et le 31 il se sent complètement rétabli : régime *ad libitum*. Depuis lors le malade n'a plus ressenti la moindre indisposition provenant de cette épidémie.

Ici je termine ce petit travail, dont je retirerai peu de gloire, et la science peut-être encore moins de profit... Toutefois je trouve une consolation de mes labeurs dans ces quelques lignes du savant professeur de Montpellier : « Si l'on s'expose « à perdre ses peines, ce doit être au moins en « s'occupant d'un objet utile, afin que la bonne « volonté serve d'excuse et que les efforts in- « fructueux paraissent encore dignes d'estime. » (LORDAT, *Conseils sur la manière d'étudier la physiologie de l'homme.*)

FIN.

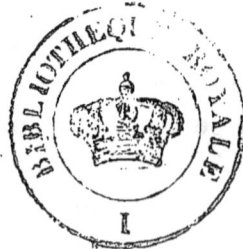

www.ingramcontent.com/pod-product-compliance
Lightning Source LLC
Chambersburg PA
CBHW050536210326
41520CB00012B/2600